CW01497259

ALLENAMENTO A CORPO LIBERO

Guida Completa per Bruciare Grassi e Definire il Tuo Corpo, Sviluppare Massa Muscolare Senza Andare in Palestra

Luciano Esposito

Pagina lasciata intenzionalmente vuota

Scansiona questo Qr code per avere le immagini associate agli esercizi, o clicca qui!

SOMMARIO

INTRODUZIONE

Nel 1988 prima dei Giochi Olimpici di Seoul sono stati intervistati più di mille atleti che volevano partecipare ai giochi olimpici. Avevano seguito un regime alimentare corretto, esercitandosi duramente, evitando droghe o altre sostanze intossicanti. Vennero poi divisi in due gruppi: quelli già qualificati per le prove olimpiche e quelli che non sono riusciti a qualificarsi per poco. Gli atleti di entrambi i gruppi erano in gamba perché erano quasi identici sotto ogni aspetto, tranne che per una cosa. Gli atleti qualificati per i mondiali avevano un'adeguata preparazione mentale oltre che fisica: La chiave del successo nello sport e nella vita.

Quando si vuole raggiungere un obiettivo è importante focalizzarsi anche su una preparazione mentale. Paul "Bear" Bryant, un noto allenatore americano della squadra di football dell'Università dell'Alabama sosteneva che ciò che conta non è la volontà di vincere, quella ce l'hanno tutti. Ciò che conta è la volontà di prepararsi a vincere.

Mark Plaatjes, vincitore della medaglia d'oro al campionato del mondo di Stoccarda (Germania) nel 1993 attribuiva gran parte del suo successo nella maratona maschile su pista al fatto di essere stato pronto mentalmente. Afferma di aver vinto perché si è allenato duramente sia fisicamente sia psicologicamente. In un intervista dopo la gara racconta che non aveva alcun dubbio sulla sua vittoria in quanto era il più motivato e certamente il più preparato di tutti.

Il sistema di allenamento mentale per gli esercizi fisici presenti in questo libro è efficace e utile perché ti aiuterà a sviluppare un atteggiamento vincente, aumentare la stima di te stesso, la fiducia e il controllo delle emozioni distruttive come la paura e o la rinuncia. Gli esercizi strategici presenti in questa guida servono per trovare modi efficaci per raggiungere il massimo potenziale. Se volete iniziare un training o potenziare i vostri esercizi avete bisogno della giusta prospettiva. Grazie ai segreti dell'allenamento fisico e mentale vi sentirete più felici, contenti di voi stessi e allo stesso tempo gratificati. Inoltre, non rischierete di perdervi per strada, come capita a molte persone quando si pongono degli obiettivi grandi ma poi si demotivano e non riescono ad andare fino in fondo. Chiunque può imparare come riscaldarsi e come prepararsi mentalmente.

Capitolo Uno

STRETCHING E RISCALDAMENTO

Lo stretching è un insieme di tecniche di allungamento muscolare utilizzate in moltissime discipline fisiche e sportive. Lo scopo dello stretching è quello di allungare e stirare i muscoli statici o dinamici del nostro corpo compresa la catena muscolare.[1] È bene iniziare ogni allenamento fisico con degli ottimi esercizi di stretching, non solo per ridurre il dolore ma anche per la performance sportiva. A livello dell'apparato locomotore oltre ai muscoli e ai tendini vengono

---

[1] La catena muscolare è una consecuzione logica di muscoli capaci di effettuare determinati movimenti in sinergia.

coinvolti anche le ossa e le articolazioni contribuendo ad esempio ad una maggiore lubrificazione articolare. Ciò significa che con lo stretching è possibile ridurre l'usura della cartilagine e altri disturbi come l'artrosi.

Probabilmente si crede che l'effetto più importante dello stretching sia la capacità di allungarsi e coordinarsi, ma in realtà è la riduzione di tensioni e stress che favorisce di fatto il rilassamento. Non molti sanno però che lo stretching è anche una forma di esercizio terapeutico, capace di curare e portare benefici. Se fatto nel modo sbagliato può però portare a controindicazioni o danni. Prima di iniziare con lo stretching è fortemente consigliato di aumentare la temperatura corporea con una fase di riscaldamento. Il corpo si riscalda attraverso il lavoro muscolare riducendo il rischio di incidenti muscolari o tendinei. Potete iniziare con dei piccoli salti sul posto. La fase di riscaldamento serve a:

- Far aumentare il battito del corpo e del ritmo respiratorio;
- Migliorare la distribuzione di sangue ed

emoglobina nei distretti muscolari;

- Aumentare la temperatura corporea che servirà a facilitare l'attività di stretching.

Inizia ora la fase dello stretching che è utile per aumentare la flessibilità e al contempo a ridurre la tensione muscolare ed eventuali incidenti tendinei o muscolari.

Stretching Esercizio 1: Riscaldamento del collo

- Mettiti in piedi;
- Solleva la testa lentamente inspirando e trattenendo l'aria per qualche istante;
- Abbassa la testa espirando. Ispira a destra ed espira a sinistra;
- Inizia a ruotare la testa formando dei cerchi;
- Ispira verso l'alto ed espira verso il basso mentre ruoti la testa;
- Ripeti l'esercizio in senso opposto.

(I soggetti più anziani o con artrosi cervicale potrebbero essere soggetti a qualche vertigine. Meglio quindi appoggiarsi a un sostegno.)

Stretching Esercizio 2: Movimento per la schiena

- Mettiti in piedi;
- Sciogli la muscolatura delle spalle lasciando pendere le mani lungo i fianchi;
- Ispira dal naso alzando le spalle;
- Espira con la bocca semichiusa in modo da controllare la fuoriuscita dell'aria;
- Svolgi l'esercizio per 5 volte;
- Adesso lascia cadere le spalle dall'alto verso il basso emettendo velocemente l'aria ;
- Ripeti per altre 5 volte;
- Sempre in piedi cerca di unire i gomiti avvicinando l'avambraccio in senso orario;
- Porta i gomiti verso l'alto e cerca di fare dei cerchietti con i gomiti;
- Scendi e fletti le braccia allargandole il più possibile. Non dimenticarti di inspirare profondamente mentre svolgi l'esercizio;
- Riporta le braccia in basso e in avanti per poi tornare alla posizione iniziale. In

13

questa fase espira lentamente;

- Ripeti per 5 volte l'esercizio in entrambe le fasi.

Variante Spalle

- Sempre in piedi con le braccia tese e le mani giunte in basso;
- Solleva le braccia lentamente verso l'alto mentre inspiri dal naso. L'inspirazione termina alla fine della salita;
- Espira con la bocca semi-chiusa ritornando alla posizione iniziale;
- Ripeti l"esercizio per 10 volte.

Variante spalle e muscolatura dorsale:

- Mettiti in piedi;
- Distendi le braccia in fuori piegando gli avambracci in avanti;
- Si portano le braccia in dietro fino a sentire un po' l'avvicinamento delle spalle;

- Inspira con il naso;
- Riporta le spalle in avanti espirando con la bocca semi-chiusa;
- Ripeti l"esercizio per 7 volte.

Variante braccia e spalle:

- Mettiti in piedi;
- Fai dei piccoli cerchi con le braccia tese. La tensione della muscolatura delle braccia e dell'avambraccio viene mantenuta sospesa;
- Ripeti l'esercizio per 10 volte prima in un senso e poi nell'altro per altre 10 volte.
- Esegui dei cerchi più ampi prima verso l'interno e poi verso l'esterno;
- Ripeti l'esercizio per 10 volte.

Stretching Esercizio 3: Torsione colonna vertebrale

- Mettiti in piedi;
- Gira la testa e le spalle cercando di guardare un punto dietro prima a destra e poi a sinistra;
- Lascia le braccia sciolte durante il movimento;
- Ripeti l'esercizio per 5 volte

Variante:

- Posizione in piedi appoggiando la schiena alla parete, le ginocchia vanno piegate e le mani messe lungo i fianchi;
- Allungatevi verso l'alto e ritraete le scapole;
- Inspira ed espira appiattendo la spina dorsale contro il muro, allo stesso tempo muovi in avanti il bacino e contrai gli addominali;
- La testa è allineata ma gli addominali sono

16

ritratti;

- Esegui l'esercizio per 3 minuti.

Stretching Esercizio 4: Le ginocchia

- Mettiti in piedi;
- Accovacciati piegando le ginocchia, restando col busto morbidamente eretto. Scendi quanto più possibile senza fare sforzi,
- I talloni e il piede sono ben saldi a terra. Nello scendere cerca di avvicinare le natiche ai polpacci; poi risali come se fossi tirato su da un filo attaccato alla sommità del capo;
- Le braccia restano laterali al corpo o appoggiate alle ginocchia: nello scendere e nel risalire scorrono sopra alle ginocchia;
- Ripeti l'esercizio per 5 volte;
- Nella stessa posizione appoggia le mani sopra alle ginocchia;
- La testa è rivolta in alto;
- Ruota le ginocchia verso l'esterno, tracciando dei piccoli cerchi;
- Ripeti adesso lo stesso esercizio verso l'interno per 10 volte ciascuno.

Variante per le anche:

- Rimani in piedi con la testa rivolta al soffitto e il busto dritto;
- Sposta il peso su una gamba e stendi il piede corrispondente piegando il ginocchio (stirando in tal modo l'altra gamba, che resta estesa);
- Gira leggermente le anche nella direzione della gamba che resta estesa;
- Ripeti da entrambi i lati per 5 volte;
- Sempre con il busto eretto e il capo rivolto verso l'alto piega un ginocchio allungando all'indietro l'altra gamba così che il piede poggi sulla sola punta. Non dimenticarti che il ginocchio della gamba davanti non deve superare l'alluce.
- Senti il peso soprattutto sulla gamba davanti;

Altra variante per le anche:

- Rimani in piedi con la testa dritta;

- Mani sui fianchi con i pollici in dietro verso la zona lombare;
- Le spalle sono ferme;
- Svolgere una serie di 10 da ripetere anche nei due sensi di rotazione.

Stretching Esercizio 5: I glutei

- Restando in piedi metti le mani sui fianchi e le gambe divaricate;

- Fletti le ginocchia inspirando mentre il busto rimane accuratamente dritto;

- Contrai i glutei quando risali in posizione eretta ed espira durante la salita;

- Estendi la gamba sinistra mentre fletti quella destra;

- La schiena è ben dritta e le mani sono lungo i fianchi;

- Sposta il peso a destra inspirando;

- Ripeti 10 volte e fai la stessa sequenza anche a sinistra.

Stretching Esercizio 6: Gli Arti Inferiori

- Stai in piedi con la testa dritta;

- Espira piegando le gambe;

- Svolgi una flessione delle ginocchia in avanti mantenendo l'appoggio delle mani;

- La schiena diritta va ruotata un po' verticalmente ma non deve essere un movimento eccessivo;

- Divarica le gambe e fai dei piccoli"cerchi" portando le ginocchia verso l'interno e poi verso l'esterno avanti e indietro raddrizzandole e flettendole;

- Ripeti l'esercizio per 5-10 volte in entrambi i sensi.

Altra variante per gli arti inferiori:

- Sempre in piedi mantieni i piedi a martello;

- Solleva il ginocchio verso l'alto fino all'altezza del bacino ed inspira; durante la discesa espira;

22

- Lo stesso movimento va svolto anche con l'altra gamba;
- Ripeti per 10 volte in ambo i lati.

Stretching Esercizio 7: Le caviglie

- Rimani in piedi con la testa dritta;

- Metti il peso sulla gamba sinistra e solleva la gamba destra procedendo con dei movimenti circolari del piede;

- Ripeti per 10 volte in questo senso e altre 10 volte col piede sinistro;

Nota bene:

Otto regole da rispettare per uno "Stretching Sicuro":

1. Esegui una fase di riscaldamento iniziale;

2. Lo stretching va fatto prima e dopo l'attività fisica;

3. Le posizioni di stretching vanno eseguite alternando i vari gruppi muscolari;

4. Eseguire lo stretching lentamente e dolcemente, mai rapidamente;

5. Ogni esercizio per lo stiramento

muscolare deve durare almeno 15-20 secondi;

6. Se si sente dolore bisogna fermarsi;

7. Mai trattenere il respiro quando si fa stretching; prediligi una respirazione lenta e fluida;

8. Fare lo stretching dei maggiori gruppi muscolari, ed assicurarsi di agire con lo stiramento su tutta la zona muscolare.

La funzione dello stretching è quella di facilitare il drenaggio delle tossine (acido lattico) che tendono ad accumularsi nelle fibre muscolari quando sono in contrazione, e a ridurre la rigidità muscolare che si avverte dopo un allenamento intenso.

Dopo questa fase siete ben riscaldati e pronti per iniziare l'attività fisica.

Capitolo Due

ALLENAMENTO MENTALE

Nello sport l'allenamento mentale è fondamentale e non va affatto sottovalutato. Anche la mente ha bisogno di allenarsi per rimanere concentrata durante l'allenamento o una gara, per caricarsi psicologicamente nei momenti decisivi, attivare un maggiore dinamismo, affrontare la gara con il giusto atteggiamento e gestire lo stress durante l'attività sportiva. Questa preparazione mentale consiste in una serie di attività incentrate sulla testa, sulla fisiologia, sulla concentrazione; tutte interconnesse per facilitare una positiva collaborazione tra la mente e il corpo. Per garantire il beneficio delle prestazioni, sia la mente sia il corpo devono collaborare insieme come un team. Tutto quello di cui avete bisogno sono gli strumenti giusti.

Le sole cose che un atleta può avere sotto controllo sono i suoi pensieri, le sue reazioni, e ciò che pensa di sé stesso o sé stessa.

Trent Dimas è un esempio del beneficio di un buon allenamento mentale. È stato uno degli atleti statunitensi della squadra di ginnastica. Durante uno dei momenti più salienti della competizione olimpica prima della cerimonia di chiusura ai Giochi di Barcellona del 1992 è riuscito a sbalordire il mondo per la sua prestazione impeccabile. Nella mossa d'uscita aveva lasciato andare la barra alta a mezz'aria e la crociera nello spazio con grazia ed eleganza. Il controllo del suo corpo era totale. Sorprendentemente aveva sorriso ancora prima di toccare terra. I giudici sono rimasti molto sorpresi e lo ricompensarono con il massimo dei punti. Analizzando a rallentatore la sua performance si può vedere un momento di preparazione mentale e di tranquillità. Chiudendo gli occhi ha pazientemente aspettato di essere pronto per la sua prestazione cercando di immaginare quello che sarebbe avvenuto nella sua mente più e più volte fino a quando il suo evento reale sarebbe stato in sintonia con ciò che pensava e sentiva. Grazie a ciò, Dimas Trent è riuscito ad ottenere la medaglia d'oro grazie alla sua preparazione mentale.

I sette principi fondamentali dell'allenamento mentale nello sport.

Corpo e mente devono essere in perfetta armonia. Per far ciò devono essere appresi i sette principi alla base dell'esercizio mentale.

1. Il primo principio sostiene che la mente ha il controllo del corpo. La mente può stabilire cosa deve fare il corpo. Per esempio nel calcio la mente dirà al corpo come colpire la palla, nella boxe come sferrare un pugno, etc.;

2. Il secondo dichiara che l'allenamento mentale è più facile di quanto sembri. Ogni occasione è buona per allenare e rafforzare la propria tenacia;

3. Il terzo principio dice che l'allenamento mentale è la chiave della prestazione fisica. Quando un giocatore o atleta impara a

controllare le proprie emozioni può far uso della propria fisiologia per aumentare la fiducia in sé stesso, e questo gli permetterà di mantenere un ottimo livello di rendimento;

4. Il quarto assioma asserisce che l'allenamento mentale deve essere calibrato in base alla personalità dell'atleta. Poiché ognuno è diverso nel modo di pensare ed affrontare le cose si deve trovare il linguaggio personale che possa condurre a risultati migliori;

5. Il quinto assioma sostiene che l'allenamento mentale è utile anche per la resistenza dell'atleta ed è la chiave del successo per la vittoria. Grazie alle tecniche di allenamento mentale, ci si può allenare efficacemente e rimanere in forma con la mente e il corpo. Fino al punto di diventare una forma di amor proprio che niente e nessuno vi può togliere;

6. Il sesto assioma sostiene che il recupero fisico dopo un allenamento è più veloce in quanto non si avverte più la pigrizia o lo stress iniziare. Lo stress è micidiale ed è una delle

cause principali dei dolori muscolari. Di solito quando si ha un pensiero negativo, sia esso fondato o meno, si avverte un maggiore stress che porta poi a tensioni muscolari e alla nascita di convinzioni false. Inevitabilmente si è portati a perdere fiducia in sé stessi e le prestazioni saranno inevitabilmente scarse;

7. L'ultimo principio sostiene che l'allenamento mentale insegna ad avere consapevolezza di sé; di quali sono i punti deboli da rafforzare o da stimolare. Dato che non è possibile cambiare ciò che non si conosce ci si deve focalizzare sulla propria persona per un miglioramento mentale che aprirà le porte del successo.

La strategia del campione

La componente del metodo mentale consiste nel pensare positivo e auto motivarsi nel giusto modo; per esempio come mantenere un buon livello di intensità durante il training oppure capire cosa si può dire, fare e pensare per creare il minimo di pressione su di sé con lo scopo di eseguire al meglio la propria prestazione. Alcuni esempi qui sotto illustreranno i diversi modi di approcciarsi mentalmente ad un allenamento o a uno sport in generale:

- Non esistono gli sbagli. Se diciamo che stiamo sbagliando un esercizio significa che abbiamo una cattiva gestione delle emozioni e ciò ci farà sbagliare molto di più. Non si deve sprecare fiato ed energie a giudicare il valore di una tecnica, soprattutto su quelle sbagliate. Anche se si commette un errore non è certo la fine del mondo. L'emozione verso i colpi sbagliati non farà altro che rafforzare la vostra concentrazione sull'errore. In quel momento la vostra mente pensa solo ai colpi sbagliati e voi non riuscirete più a staccarvi dalle emozioni negative. Il fatto di concentrarsi solo sugli errori sminuisce i risultati buoni e si rischia di cadere nella negatività. La prossima volta che la tecnica che esegui non ti piace prova

31

a dirti che farai del tuo meglio. Quando invece fai giusto devi dire a te stesso di essere in gamba e che continuerai sempre così. Non ci sono errori dunque non puoi mai sbagliare.

- Eliminate la rabbia. Questo sentimento è così potente che può facilmente interrompere e impedire la vostra concentrazione e persino togliere l'energia necessaria per un'ottima prestazione. La rabbia potrebbe anche diventare una cattiva abitudine da eliminare. Se sentite un lontano sentimento di nervoso nascere in voi fermatevi per un momento e ripetetevi più volte che non vi lascerete sopraffare dalla rabbia; non avrà mai il meglio su di voi! Restate calmi e ricreate situazioni che vi aiutino a mantenere il sangue freddo;

- Un buon dialogo interno. Non sono rari i giocatori e gli atleti che criticano se stessi più di quanto non facciano gli altri. Sono influenzati da un costante dialogo negativo che li fa sbagliare. In genere sono quelli con un comportamento limitante facile da riconoscere. La loro battuta migliore è una frase del tipo: " Cavolo quel colpo era così facile! Non posso credere di averlo sbagliato!" Mascherare la mancanza di fiducia in sé stessi non serve a nulla. Si dovrebbe semplicemente dire che quella non era una grande opportunità;

- Procrastinare risulta inutile così come rinviare una decisione nei momenti chiave di una partita o gara. Tutti i campioni sanno che devono prendere delle decisioni ed assumersi le responsabilità delle proprie scelte. La tattica giusta da adottare è decisamente complessa soprattutto nei momenti decisivi in cui viene determinata la vittoria o la sconfitta;

- Focus per tutta la gara/partita. Qui il ruolo dell'allenatore è di vitale importanza. Nel calcio o nel tennis per esempio sarebbe bene essere concentrati solamente quando la palla è in gioco, così non si sentiranno sopraffatti per l'intera gara;

- I campioni sono dei buoni partner per sé stessi, per l'allenatore e per l'intera squadra. Ciò significa che è necessario imparare a non mettersi i bastoni fra le ruote con pensieri negativi o quant'altro ma prestare attenzione al dialogo interno, e stimolarsi sempre. Essere un buon partner significa anche saper tirare fuori il meglio dagli altri e lasciarsi aiutare da un allenatore o da qualcuno più esperto. Solo i veri atleti hanno un allenamento mentale eccezionale e possono essere dei buoni partner.

Cambiare mentalità per migliorare i risultati

Sono numerosi i motivi che testimoniano gli effetti benefici della pratica costante dell'allenamento mentale nello sport e del potere delle visualizzazioni atletiche. Feltz e Landers sono due ben noti ricercatori di psicologie dello sport che hanno studiato i risultati della pratica dell'allenamento mentale sulle prestazioni degli atleti. Oltre alle teoria dell'apprendimento simbolico e a quella psico- muscolare, gli esperti ribadiscono che la teoria bio-informativa e la teoria della doppia codifica può rivelarci il motivo di risultati straordinari. La prima teoria mette l'accento sulle caratteristiche cognitive dell'atleta, infatti, ritiene che le immagini mentali possono essere parte di un sistema codificato che aiuta a capire i comportamenti degli atleti. Ogni gesto che facciamo nella vita di tutti i giorni viene dapprima codificato come una stampa nel nostro cervello rendendo i gesti più familiari alla chimica del nostro corpo. In altre parole, la pratica mentale della visualizzazione funziona perché la persona riesce a programmare le proprie azioni in anticipo. L'atleta si immagina tutti i possibili gesti che può eseguire durante un'azione, in modo da essere preparato a eseguirli nel caso si trovasse di fronte ad una situazione simile nella realtà. Ad esempio, un calciatore può migliorare il proprio calcio ripassando mentalmente ogni sequenza in questione. Verranno così codificati mentalmente tutti i movimenti delle mani, dei polsi, degli avambracci e dei gomiti, creando una sequenza nel cervello per un calcio formidabile. Col tempo la continua esecuzione dell'azione lo rende rilassato, forte, e incredibilmente preciso nell'esecuzione. Questo sistema funziona anche per altri sport come la pallacanestro, il tennis o anche per un allenamento in casa. La teoria psico-neuro-muscolare, invece, dovrebbe funzionare perché anche quando siamo comodamente seduti su un divano, in realtà stiamo producendo contrazioni muscolari molto simili a quelle eseguite durante una performance sportiva. Dunque, l'evocazione di un'immagine mentale produce un'attività neuromuscolare identica a quella dei veri movimenti e produce anche una risposta. Lo studio di Jowdy e Harris (1990) conferma che il cervello umano trae supporto dall'immagine mentale nello sviluppo di uno schema motorio per eseguire un esercizio fisico particolare. Questo è valido nel caso del campione olimpico Greg Louganis durante le sue immersioni. Quando Louganis si prepara ad immergersi nell'acqua la sua mente manda una raffica di immagini al suo cervello e altri impulsi elettronici ai muscoli e ai tendini, ricordando all'intero corpo come saltare dal trampolino, come prepararsi a tuffarsi, come roteare in aria per diversi giri e infine come completare il tuffo in modo impeccabile. Ovviamente nel momento dell'invio di tutti questi messaggi i muscoli si riscaldano e si preparano ad eseguire il corretto movimento sportivo. Louganis in realtà si sta allenando anche quando guarda l'acqua prima del tuffo o anche quando è a riposo. Per testare questa tecnica uno psicologo ha effettuato un esperimento misurando l'attività elettrica di un sciatore da slalom, mentre era seduto tranquillamente immaginando soltanto la pista da sci. Ha dimostrato che le contrazioni del muscolo della gamba in movimento corrispondevano alle contrazioni del muscolo nella fase di discesa. Se proviamo mentalmente a ripassare delle tecniche di allenamento frequentemente e con grande intensità, possiamo rafforzare le condizioni muscolari e neuromuscolari in modo che i messaggi che passano dal cervello ai muscoli sono efficientemente chiari.

La teoria bio-informazionale è stata elaborata per tentare di spiegare la connessione tra immaginario e disturbi d'ansia. Provando a immaginare come si potrebbe rispondere a un certo evento, diventiamo pronti a metterlo effettivamente in pratica. Per analogia, se un atleta soffre d'ansia e di nervi mentre fa il suo sport, sarebbe consigliabile che continui ad immaginare di allenarsi anche quando è a casa e si sente in preda all'ansia e al nervosismo. In tal modo, quando va a compiere un gesto atletico analogo si sentirà paradossalmente abituato e a suo agio anche se l'ansia si presenta. L'atleta non è più dominato dalle emozioni ansiosi ma mantiene un ottimo controllo di sé e può procedere nel gioco. Infine, la teoria della doppia codifica suggerisce che gli atleti ricevono informazioni da due canali indipendenti, chiamati anche sistemi di codifica: il canale verbale e il canale motorio. Nel primo caso un atleta è portato a comprendere meglio un determinato esercizio se gli viene prima spiegato verbalmente come eseguirlo. La pratica avviene solo in un secondo momento. Il ponte linguaggio-azione è il legame che unisce i due canali ovvero la base per l'apprendimento atletico e il suo successo nello sport. Se si riesce a descrivere agli atleti l'azione da compiere saranno agevolati e riceveranno molti più stimoli. Questo succede nel caso di un allenatore che spiega alla propria squadra una strategia per battere gli avversari. Stando a questa teoria, la comunicazione verbale precede la parte motoria. Quindi gli atleti apprenderebbero su due livelli differenti quello che gli chiede di fare l'allenatore.

La storia dell'allenamento mentale

La nascita dell'allenamento mentale all'interno delle scienze motorie e sportive risale agli anni 60. Dapprima si è diffuso nei paesi anglosassoni e solo in un secondo momento anche in numerose federazioni sportive italiane. L'allenamento mentale negli sport nasce nel tennis, grazie all'opera di W. Timothy Gallwey intitolata "The Inner Game of

Tennis" (Il gioco interiore del tennis). L'autore spiega come ogni competizione sia formata da una parte interna ed una esterna; in particolare la componente interiore o mentale è quella più significativa perché in grado di influenzare l'intera prestazione sportiva. In altre parole, l'allenamento mentale è ciò che fa la differenza tra un grande campione e gli atleti mediocri che usano solo l'allenamento tecnico e rimangono nell'ombra o non riescono ad avere una carriera sportiva brillante. Nel corso degli Sessanta è stata prodotta una gran quantità di libri e relazioni sull'argomento, soprattutto negli Stati Uniti d'America. Tra questo il più famoso è "Run To Daylight", scritto dal rinomato allenatore di football, Vince Lombardi. Sempre in America, per monitorare questa nuova disciplina sono nate esigue varietà di organizzazioni e società. Nonostante l'allenamento mentale dello sport non è ancora del tutto compreso viene comunque accettato in molti paesi del mondo. In alcuni sport, come nel tennis, nell'atletica e nel golf la sua popolarità continua ad aumentare. Invece, in altri sport, come il basket e il calcio viene sfruttato ancora poco.

Negli ultimi decenni i coach sportivi hanno realizzato che preparare gli atleti a tutti i livelli compresa la mente oltre che al corpo, gli permette una maggior performance sportiva e una carriera più lunga. Atleti famosi del tennis come Andre Agassi, Pete Sampras, e Martina Navratilova o il campione indiscusso del basket Michael Jordan hanno mantenendo i loro corpi sani negli anni e sono rimasti competitivi a lungo. Caso particolare è stata Martina Navratilova che ha gareggiato nel doppio agli US Open all'età di 48 anni arrivando classificandosi perfino in semifinale. Grazie alle strategie alternative che includono l'allenamento mentale e la visualizzazione, atleti come Navratilova e molti altri hanno superato le normali possibilità. I loro programmi di allenamento vanno dalla corretta gestione dello stress, all'alimentazione e ovviamente alla preparazione mentale. Tali strategie di allenamento mentale evitano di sovraccaricare ulteriormente il fisico e riescono quindi a controllare più facilmente lo stress.

Secondo alcuni specialisti di medicina dello sport l'allenamento mentale contribuisce ufficialmente alla preparazione atletica a partire dal 1960. Se in Europa vengono formati gli allenatori in modo che possano diventare i coach dei loro atleti; negli USA, invece, gli psicologi dello sport preferiscono istruire direttamente gli atleti sperando che gli allenatori si adattino alla preparazione mentale degli atleti. Un sondaggio effettuato sugli atleti ha mostrato come molti di loro eseguono il training mentale autonomamente, senza l'aiuto degli allenatori, e ciò ha contribuito al fatto che la preparazione mentale è diventata parte integrante dei loro allenamenti quotidiani. Anche senza l'aiuto di un allenatore, gli atleti a qualsiasi livello, non soltanto a livello professionistico, possono beneficiare dell'allenamento mentale tramite lo strumento delle visualizzazioni.

Perché l'allenamento mentale è importante?

Circa il 90% degli atleti di successo dice di praticare l'allenamento mentale prima di una competizione, la sera quando sono tranquilli, prima di dormire a letto. Si può affermare che quasi tutti praticano l'allenamento mentale durante la performance sportiva, ma pochi invece anche alla fine di una partita. Gli atleti professionisti si preparano una sorta di tabella di marcia che funziona così:

- Iniziare praticando il training mentale almeno due volte alla settimana o anche meno;

- Portare l'allenamento a due volte a settimana con l'obbiettivo poi di eseguirlo più di sette volte.

Quando ti alleni da casa dedica tempo all'allenamento mentale. Se un giorno ti alleni qualche ora in più, le ore supplementari dedicale all'allenamento mentale. Non sottovalutare l'importanza dell'allenamento mentale. È fondamentale tanto quanto quello fisico.

Miglioreranno le tue performance e riuscirai ad ottenere gli obbiettivi che ti sei prestabilito. Gli atleti che si sono fatti visitare almeno una volta nel corso della loro carriera da un specialista di medicina dello sport sono molto più propensi a usare l'allenamento mentale rispetto agli atleti che non lo hanno mai fatto. Questo perché il medico dello sport visita i pazienti che hanno avuto un infortunio sportivo e alcuni atleti infortunati sfruttano il segreto dell'allenamento mentale per sostituire momentaneamente anche quello fisico. Inoltre, gli atleti che cercano questo tipo di specialista per le cure mediche sono anche coloro che cercano particolari tecniche cognitive per incentivare le loro prestazioni. Ogni prestazione migliora con l'allenamento mentale. Tra i principali benefici troviamo: forti sensazioni fisiche associate a immagini mentali rispetto agli sportivi che non utilizzano questa tecnica; circa 80% degli atleti di successo visualizzano sé stessi durante una sfida sportiva, contro il 50% degli atleti medi. Un'indagine recente condotta su alcuni atleti ha dimostrato che i maratoneti sono gli atleti che meno utilizzano la pratica dell'allenamento mentale prima delle loro gare forse perché non sfruttano la componente visiva durante gli allenamenti per paura di eventuali distrazioni che possono avvenire durante una competizione lunga come la maratona. In effetti, i maratoneti sono degli esperti per quanto riguarda il controllo del dolore e della fatica piuttosto che sulla creazione di strategie di immagini mentali.

Metodi pratici per l'allenamento mentale

Spesso si crede che la motivazione sia il fattore psicologico più facilmente controllabile, ma se spinto all'estremo, risulta avere un effetto negativo sui giocatori. Molti allenatori erroneamente credono che la motivazione vada usata come un metodo per aumentare l'intensità di gioco e cercano di modificarla a loro piacimento come se non fosse altro che un pulsante da premere. Di solito si cerca di stimolare la motivazione attraverso le parole di incoraggiamento, positive o con delle ricompense in caso di vittoria. Ma allora perché non funziona?

In termini di psicologia sportiva, sarebbe più utile stilare una lista di obiettivi. Per obiettivo si intende qualcosa di potente su cui la nostra attenzione si focalizza. Si tratta di una motivazione sana che evita gli inutili dubbi nel prendere decisioni, perché una mente focalizzata è una mente forte. La fiducia in noi stessi aumenterà notevolmente a man mano che ci avviciniamo al raggiungimento dell'obbiettivo. Inoltre, intraprendere un certo tipo di sfida produce una motivazione ancora più solida a superare se stessi e a migliorare sempre di più.

Stabilire un programma di obiettivi individuali fornisce una guida temporale per le sessioni di allenamento programmate. Per impostare degli obiettivi è necessario innanzitutto sapere dove si è e dove si vuole arrivare. Nella fase iniziale si analizza il proprio potenziale e, successivamente, partendo da qui, si decide cosa è possibile raggiungere in un certo arco di tempo. Un calendario potrebbe essere un'ottima idea per impostare gli obiettivi a breve e medio termine usando microcicli.

L'obiettivo finale contribuisce ai piccoli successi. In questo modo, i singoli obiettivi individuali avranno molto peso; ogni piccola vittoria produrrà un effetto positivo nella nostra mente. Vedendo che i piccoli passi hanno successo si continua a procedere sulla stessa strada: questo è il metodo dei micro-obiettivi. Il trucco è quello di guardare i nostri progetti da lontano, in modo generico. Per esempio, porsi come obiettivo quello di perdere 17 chili potrebbe sembrare irraggiungibile, se lo percepiamo da vicino, anche se ci piacerebbe moltissimo. E allora dopo l'ennesima dieta ci fermiamo, senza aver perso neanche un grammo e siamo più tristi di prima. Magari possiamo dare la colpa a qualche fattore esterno. È capitato a tutti. La nostra mente crea delle giustificazioni per non proseguire e tendiamo ad arrenderci. Ecco perché dobbiamo scardinare questo meccanismo iniziando a stabilire dei micro obiettivi chiari e raggiungibili.

Riprendendo l'esempio precedente del voler tornare in forma. È impossibile perdere 17 chili in poco tempo senza prima fissare degli obiettivi intermedi.

Vanno dunque stabiliti degli obiettivi mensili o step-by-step così da avvicinarsi un poco alla volta al peso forma che ci piace. Gli obiettivi intermedi, che ti permettono di avere una serie di piccoli traguardi, saranno cruciali per il successo in qualsiasi campo: sono come dei sassolini che segnano il percorso da seguire. Ci sentiamo bene e stimolati a proseguire nella direzione giusta se abbiamo i mezzi giusti per farlo.

Ecco alcune linee guida per prefissarsi degli obiettivi:

- Gli obbiettivi devono riferirsi ad azioni misurabili, e non devono essere vaghi altrimenti si cade nell'ambiguità e subito si rinuncia;
- Non devono essere né troppo difficili né troppo semplici, l'obbiettivo deve essere una sfida realistica e impostata in base alle proprie abilità;
- Devono essere stimolanti e contribuire al benessere mentale e fisico;

- Devono essere temporalmente misurabili così da evitare di abbandonare l'obbiettivo a metà strada o peggio ancora continuare a procrastinare;
- La motivazione deve essere indiretta, ciò significa che cresce ogni volta che si compie un passo verso l'obiettivo che si ha in mente.

Saper ascoltare il proprio corpo

La maggior parte delle persone non si rende conto che durante l'arco della giornata passa gran parte del tempo a parlare con se stessa. Anche se ne siamo consapevoli proviamo un certo disagio probabilmente perché ci è sempre stato detto che solo i pazzi parlano da soli. Tuttavia, sono proprio i pensieri a influire direttamente sui sentimenti e, in ultima analisi, sull'attività sportiva. I pensieri negativi conducono a sentimenti negativi, bassa autostima e scarse prestazioni. L'unica vera differenza tra una prestazione fisica eccellente e una scarsa è quello che si pensa di se stessi in base ai pensieri che affollano la mente e all'atteggiamento che si assume.

Si deve sfruttare il dialogo interiore con pensieri positivi per aumentare la fiducia in sé stessi, e far leva sulle proprie forze. Concentrandosi unicamente sull'esercizio e non sullo scarso rendimento non si andrà mai incontro al fallimento. La nostra mente è abitudinaria per natura. Cambiare comporta lo dispendio di energie e sforzo per questo la mente tende a resistere al cambiamento. Se riusciamo ad installare un'immagine positiva abbiamo maggiore fiducia in noi stessi e possiamo essere dei coach perfetti per noi. Il coaching efficace comincia con la costruzione e l'inventario di risultati positivi. Quando promuoviamo e rafforziamo la sensazione di potenza diventiamo dei campioni. Per tale ragione, va costruita la fiducia con le affermazioni del dialogo interiore, credendo veramente in noi stessi. Anche se si è dotati fisicamente, ma manca la fiducia in sé stessi non si potrà fare dei progressi in alcun modo.

È possibile utilizzare il dialogo interno per

correggere le cattive abitudini, rimanendo concentrati, rilassati, acquisire maggiore autostima e il controllo nel training. Senza ombra di dubbio, la cosa più importante da ricordare nell'utilizzare il dialogo tra sé e sé è rimanere focalizzati nel presente, rimanere concentrati solo su un obiettivo alla volta: facile a dirsi ma difficile da farsi. Non bisogna neanche preoccuparsi per ogni dettaglio altrimenti l'ansia prenderà il sopravvento. Come conseguenza, saremmo in balia di emozioni negative che ci distraggono dal presente. Si va quindi a creare un modello di autodistruzione e autolimitazione i cui pensieri possono essere: "Non è il mio campo, non so fare questo." L'unico trucco è saper riconoscere questo modello di auto-distruzione e riprogrammarlo in tempo. Solo allora diventerai il miglior allenatore per te stesso. Si richiede una forza mentale molto forte, ma una volta che sarai in grado di individuare e sostituire i vecchi schemi negativi con le affermazioni positive sarai sulla strada per essere un campione.

Capitolo Tre

PIÙ DI 10 ESERCIZI COMPLETI PER IL CORPO

Il fitness e la cura del corpo sono diventati importanti per sentirsi bene. Sono molte le persone che si iscrivono in palestra ma dopo pochi mesi abbandonano perché troppo impegnati col lavoro oppure conducono una vita frenetica piena di imprevisti. Al contrario, l'allenamento che si fa in casa è flessibile, quindi si possono fare degli esercizi quando si vuole; basta solo avere spazio e il gioco è fatto.

Tutto quello di cui hai bisogno è un tappetino e la buona volontà.

È ora di mettersi sotto!

Ricordati di iniziare sempre la sessione con il riscaldamento muscolare e lo stretching come indicato nel capitolo precedente.

Esercizi per gli addominali

Il primo esercizio è il Bridge e serve per rassodare i glutei e la cintura addominale

- Prendi un tappetino;
- Sdraiati sulla schiena e piega le gambe in modo che le piante dei piedi siano saldamente a terra;
- Solleva i fianchi verso l'alto contraendo i glutei ma non inarcare la schiena;
- Resta in posizione per qualche secondo;
- Riporta il sedere a terra, espirando;
- Esegui 3 serie da 20 ripetizioni.

Le Forbici in aria è un tipo di esercizio che consiste nel tenere le gambe in sospeso:

- Prendi il tappetino e posizionalo vicino al muro;
- Appoggia la schiena sul pavimento, mettendo le braccia ai lati e le gambe dritte;

- Solleva una gamba e poi l'altra in successione, senza però toccare il pavimento;
- Rimani con le gambe in aria il più a lungo possibile alternando l'una e l'altra gamba, simulando il movimento delle forbici;
- Puoi anche eseguire le forbici orizzontali. In questa posizione le gambe si intersecano da destra a sinistra e viceversa;
- Fai 3 serie da 20 ripetizioni.

L'esercizio di "Spiderman":
- Sdraiati in posizione prona (a pancia in giù);
- Unisci le gambe ed estendi leggermente i piedi con le braccia distese verso l'alto;
- Contrai i glutei ed i muscoli lombari fino a creare una sorta di arco con l'intero corpo. L'unico punto di appoggio è l'ombelico;
- Mantieni sempre lo sguardo rivolto verso il basso;

- Resta in posizione almeno per un paio di secondi;

- Torna in posizione prona;

- Esegui 3x10 ripetizioni.

Il Plank è un esercizio per gli addominali che si può fare ovunque, senza bisogno di attrezzature particolari.

- Sdraiati nel tappetino a pancia in giù;

- Appoggia il tuo peso sui gomiti, formando una linea retta con la schiena;

- I glutei sono contratti; la schiena non deve essere inarcata, per evitare lesioni;

- Inspira ed espira continuamente. Non trattenere il fiato;

- Rimani in questa posizione per 20 secondi la prima volta e via via aumenta il tempo;

- Esegui 3x10 ripetizioni.

Esercizi per rassodare le gambe

Il primo esercizio è l'immancabile Skip. È molto utile per migliorare la propria performance fisica, lavorando non solo sulla resistenza, ma anche sulla forza, rapidità e coordinazione. Lo skip corrisponde ad un tipo particolare di corsa che si può fare sul posto. Per farlo devi:

- Stare in posizione eretta;
- Alzare un ginocchio alla volta come se volessi raggiungere il petto;
- Atterrare con l'intera pianta del piede mantenendo l'addome contratto per fornire la giusta protezione alla schiena;
- Esegui 3x25 ripetizioni ciascuna.

Gli Affondi Jump:

- Mettiti in piedi con la schiena dritta;
- Fai un passo in avanti con la gamba destra abbassando il corpo e piegando le ginocchia con l'obbiettivo di creare un angolo di 90° con il ginocchio. Attenzione

perché il ginocchio destro non deve mai superare la punta del piede destro;

- Da questa posizione, torna in piedi con la forza del piede sinistro
- Ripeti il movimento con la gamba sinistra;
- In tutto esegui 3 serie da 10 ciascuno con la gamba destra e 3 serie da 10 con la gamba sinistra;
- I più esperti possono partire allo stesso modo ma invertire la posizione delle gambe mentre compiono un salto e sono in volo;
- Ripeti gli affondi jump per 4 serie da 10.

Un altro esercizio immancabile è lo Squat perché è un esercizio completo per le gambe e per il lato B.

- Mettiti in piedi con i piedi alla larghezza delle spalle, addominali contratti e schiena dritta;
- Scendi portando il sedere all'indietro come se dovessi sederti ma con i glutei contratti;

- Torna in posizione eretta e ripeti il movimento almeno una decina di volte.

Una variante dello Squat è quello di aggiungere gli affondi con gambe alternate per la tonificazione di gambe e glutei. L'esercizio si svolge in questo modo:

- Esegui gli squat in piedi con schiena diritta, addome ben contratto e gambe leggermente più aperte della larghezza del bacino;
- Piega le gambe e scendi col bacino;
- Risali contraendo bene i glutei ma non inarcare la schiena o incurvare le spalle in avanti. Le ginocchia non devono convergere verso l'interno ma restare sulla linea dei piedi con le punte rivolte leggermente verso l'esterno;
- In piedi, con la testa e il busto ben diritti ed in linea con le gambe porta la gamba destra in avanti;

-   Piega la gamba sinistra fino a sfiorare il pavimento; fai attenzione perché il ginocchio della gamba destra non deve superare la punta del piede, mentre quello della gamba sinistra deve formare un angolo di circa 90°;

-   Mantieni la posizione per qualche secondo e poi ritorna a quella di partenza;

-   Ripeti il movimento con la gamba sinistra.

Ps: Per la giusta stabilità del bacino e della schiena, cerca di restare il più fermo possibile.

Lo Pistol squat (o squat ad una gamba) è un esercizio a corpo libero per sviluppare la forza nelle gambe. Per questo esercizio serve una panca, una sedia o un altro mobile che ti permetta di sollevarti da terra. I muscoli della parte anteriore della gamba e quelli della parte posteriore sono coinvolti in questo movimento.

- In posizione eretta con i piedi leggermente ruotati e distanziati tra loro fletti un ginocchio;
- Solo il piede che svolge l'esercizio rimane a terra mentre l'altro è in sospeso;
- Scendi piegando il ginocchio della gamba che ha il piede a terra;
- I glutei devono toccare la zona delle caviglie;
- Il ginocchio si flette in linea con il piede come se si dovesse tracciare una linea;
- Scendi più in basso del classico squat in modo che i muscoli del gluteo ed i bicipiti femorali lavorino più intensamente;
- Rimani in sospeso per un secondo e poi ritorna nella posizione iniziale;
- Quando scendi inspira mentre quando sali espira.

Ps: se non riesci ad effettuare integralmente l'esercizio, usa degli appoggi laterali come una sedia o una panca.

L'esercizio della Rana per l'interno coscia:

- Stenditi nel tappetino in posizione supina con la testa appoggiata a terra senza mai spostarla per tutta la durata dell'esercizio;

- Metti le mani sotto il sedere per non caricare troppo la zona lombare della colonna;

- Porta le gambe verso l'alto con i piedi a martello e le punte verso l'esterno;

- Porta le ginocchia verso le spalle e girale aprendole leggermente verso l'esterno;

- Torna alla posizione iniziale;

- Fai 3 serie da 15-20 ripetizioni.

Esercizi per petto, dorso, spalle, bicipiti e tricipiti

Il primo esercizio è quello del Mountain Climbers, uno degli esercizi più efficaci per il peso corporeo, in quanto è eccellente per tonificare gli addominali e fornire un allenamento cardiovascolare completo.

- Parti come nella posizione del plank con le braccia e le gambe distese;
- Mantieni gli addominali contratti e il corpo in linea. I glutei sono in tensione e le spalle sono lontane dalle orecchie;
- Porta il ginocchio destro sotto il petto, con le dita dei piedi leggermente sollevate da terra;
- Torna alla posizione di base e porta il ginocchio sinistro in avanti;
- Continua a cambiare le gambe e inizia ad accelerare il ritmo fino a raggiungere un 1-2 minuti.

La posizione del Cobra è molto utile perché aiuta a raggiungere l'equilibrio tra mente e corpo. Inoltre, è una posizione frequentemente usata anche nello yoga:

- Sdraiati sul tappetino a pancia in su;
- Piega i gomiti posizionando le mani sotto le spalle;
- Spingi in alto il petto staccandolo il più possibile da terra;
- Mantieni la posizione per 15 secondi;
- Esegui 2 serie da 15.

Esercizio con l'elastico:
- Metti un capo dell'elastico sotto il piede e fletti l'avambraccio con il braccio fermo;
- Per il tricipite poni le ginocchia su un cuscino, sul pavimento, tenendo il corpo teso e facendo dei piegamenti delle braccia;
- Le mani devono stare aperte e vicine, formando un rombo con indici e pollici;

- Scendi fino a sfiorare le mani in posizione di rombo;
- Fai 2 serie da 5 o 3 serie da 10;

Una variante consiste nel mettere le mani su una sedia dietro di sé, tenendo le gambe tese. Si svolgono dei piegamenti con le braccia, senza però poggiare i glutei. Un'altra variazione si effettua con l'elastico tenuto dietro al corpo, ben fissato sotto un tallone. La mano che lo impugna spingerà verso l'alto.

Esercizi cardio "grasso-killer" per bruciare calorie velocemente

Il primo esercizio completo brucia-grassi è il Jumping jack:

- Rimani in piedi, con schiena diritta e addome ben contratto;
- Le gambe sono chiuse e leggermente tese;
- Lascia scivolare le braccia lungo i lati del corpo;
- Apri contemporaneamente gambe e braccia con l'ausilio di un piccolo saltello, da effettuare lateralmente prima verso destra e poi verso sinistra;
- Svolgi 3 serie da 10 ripetizioni.

Un altro esercizio completo è il Burpees. Quando si esegue i movimenti devono essere fluidi, veloci per mantenere il battito del cuore accelerato.

- In piedi apri le gambe per allargare il bacino, la schiena è diritta e l'addome ben contratto;

- Mettiti in posizione di squat; i palmi delle mani sono aderenti al pavimento ma un po' larghi rispetto alle spalle;
- Con uno slancio controllato sposta i piedi all'indietro così da essere in posizione di plank;
- Con un alto slancio vai in posizione di squat;
- Fai un salto (o sali sulle punte dei piedi se non te la senti le prime volte) e scendi di nuovo in posizione di squat;
- Ripeti l'esercizio per 3 serie da 10.

Workout senza pesi

Con i giusti allenamenti è possibile tenersi in forma senza rinunce e senza spreco di soldi. Quando ci si allena in casa a corpo libero si possono usare degli oggetti che sono a portata di mano. Ad esempio, al posto dei manubri si possono usare le bottiglie d'acqua (da mezzo litro, da un litro in base alle necessità e al grado di preparazione fisica) oppure dei manici di scopa al posto dei comuni bilancieri.

Sono numerosi gli esercizi che possono aiutarci ad alleviare le tensioni, scaricare lo stress, perdere peso e tonificare la muscolatura. Sempre per chi ha poco spazio in casa o che comunque non vuole dotarsi di attrezzi specifici per allenarsi, può servirsi delle scale per fare degli scatti su e giù. Per chi non ha una panca in casa su cui poggiare il busto o le gambe, può utilizzare delle sedie. Vedremo più avanti come organizzare gli esercizi.

Capitolo Quattro

DIMMI COSA MANGI E TI DIRÒ CHI SEI

La combinazione degli esercizi adeguati da sola non basta per mantenersi in forma nel modo giusto.

Restare attivi con un allenamento in casa o in palestra senza dare peso all'alimentazione non basta.

Comprendere l'importanza di seguire un'alimentazione corretta ti permetterà di tenerti in forma, ma anche di capire quali sono i cibi migliori da cui attingere le energie necessarie per affrontare al meglio la giornata e gli allenamenti scelti senza sentirsi stanchi o spossati.

Innanzitutto, bisogna capire il proprio fabbisogno calorico giornaliero. Ovvero, le calorie che dobbiamo assumere per stare in piedi. Il fabbisogno calorico rappresenta il punto iniziare per dimagrire o mettere su massa. È composto dal 60-70% dal metabolismo basale, quello che ci permettere di vivere. Gli organi interni principali fegato, cervello, reni sono solo il 6% del peso corporeo ma consumano circa il 60-70% del metabolismo basale. Il muscolo invece rappresenta il 40% del peso corporeo ma consuma solo il 18-20% delle calorie. Inoltre, ogni volta che mangiamo il nostro organismo è impegnato a digerire ed assimilare i nutrienti. Intorno al 10% della spesa totale è data dall'azione dinamica specifica (ASD).[2] In realtà, il corpo ha bisogno di più tempo per bruciale le proteine (in media 22,6%) e meno per carboidrati e grassi (7,5-3,6%). Tuttavia generalmente si fa un'approssimazione intorno al 10% se abbiamo una ripartizione dei macronutrienti bilanciata. Inoltre, il 20-30% è rappresentato dall'attività fisica.

La formula più corretta per calcolare il fabbisogno

---

[2]   ADS è la spesa di energia durante l'assimilazione e la successiva trasformazione dei principi nutritivi da parte dell' organismo.

calorico di un uomo è: 10xKg+6,25x altezza(cm)-5x (età+5)

Mentre per la donna è: 10xKg+6,25x altezza(cm)-5x (età-161)

Per esempio un uomo di 30 anni, alto 1,80m per 80Kg dovrà assumere: [10×80+6,25×180-5×30+5=1770Kcal] a cui va successivamente aggiunto un 30% (10% dall'ADS e 20% dall'attività).

Stabilire un obiettivo alimentare

Dopo aver stabilito il consumo totale di calorie si passa alla definizione dell'obiettivo: la dieta. Il termine dieta si riferisce al mangiare bilanciatamente per lo sviluppo muscolare o per il dimagrimento.

Se il vostro obiettivo è lo sviluppo muscolare bisogna calcolare il surplus calorico: consumo totale di calorie + 300-500 calorie. Questo è utile per la dieta ricostituente causata da una malnutrizione per il mancato o insufficiente soddisfacimento delle esigenze nutritive quantitative e/o qualitative dell'individuo.

Se invece il tuo obiettivo è lo sviluppo della massa muscolare, è necessario un surplus calorico: totale di calorie giornaliere + 500-800 calorie;

Per dimagrire invece è necessario un deficit calorico: consumo totale di calorie - 500 calorie; Per la definizione dei muscoli, invece, il deficit calorico si calcola con il consumo totale di calorie - 300 calorie.

Un uomo di 1.90 cm che pesa 81 chili avrà un fabbisogno calorico giornaliero di 3200 calorie. Per il suo sviluppo muscolare dovrebbe assumere 3700 calorie (3200+500) per permettere al suo corpo di costruire massa muscolare.

Come calcolare i macronutrienti

Come già ribadito, va seguito un piano alimentare sano ed equilibrato che fornisca in modo corretto tutti i macronutrienti necessari per allenarsi. I macronutrienti di base in ogni dieta sono: carboidrati, grassi, proteine e acqua. Macro (grande) allude al fatto che questi nutrienti sono necessari in quantità maggiori.

Una caloria è un'unità non accurata usata per misurare il valore di produzione di energia del cibo. Si può anche definire come la quantità di calore necessaria per innalzare la temperatura di un grammo centigrado di acqua.

Ogni macronutriente ha un diverso livello di calorie per grammo di peso. Tendenzialmente, i carboidrati e le proteine hanno 4 calorie per grammo, mentre il grasso ne contiene 9 per grammo. Ciò significa che il contenuto calorico totale del cibo che ingeriamo dipende da queste tre quantità. Come puoi vedere, il grasso è la fonte di energia più concentrata, perché produce 9 kcal per grammo. Molte diete povere di grassi tradizionali partono proprio da questo ragionamento: il grasso non è in realtà molto saziante e può aiutare a promuovere la perdita di peso se assunto con moderazione.

Vediamo ora come i macronutrienti si dovrebbero distribuire:

- Nel dimagrimento e nella dieta dimagrante si deve assumere il 20-30% di carboidrati mentre il 25-30% di proteine; infine il 30-35% di grassi. In questa fase i grassi e le proteine hanno un ruolo di rilievo come fornitori di energia e fattore di protezione muscolare. A chi fa meno sport non si consiglia di assumere molti carboidrati;

- Per definire i muscoli invece si deve assumere il 30-40% di carboidrati, il 25-30% di proteine; e infine il 25-30% di grassi. Coloro che praticano sport e vogliono quindi definire la muscolatura, non possono eliminare i carboidrati dall'alimentazione altrimenti non avrebbero il carburante necessario. È consigliato assumere carboidrati prima del workout;

- La distribuzione dei macronutrienti per lo sviluppo e massa muscolare prevede il 55-

60% di carboidrati, 20-25% proteine e il 15-20% di grassi. Dunque i carboidrati e le proteine giocano il ruolo più importante per l'aumento della forza e della muscolatura.

Composizione calorica del piano alimentare

Il termine Massa Magra (MM) comprende i muscoli gli organi le ossa e i fluidi corporei; in contrapposizione con la Massa Grassa (MG) composta da lipidi del midollo osseo, sistema nervoso, ghiandole mammarie e altri organi. Se il livello minimo di Massa Grassa scende sotto al 3% per gli uomini e il 12 % per le donne si può compromettere il corretto funzionamento dell'organismo. Le donne con un buono stato di forma fisica si aggirano intorno al 24% - 27% mentre gli uomini intorno al 15%. La differenza è legata a fattori genetici e ormonali strettamente connessi con il ruolo riproduttivo della donna.

Per costruire i muscoli si avrà bisogno di un surplus calorico, mentre per perdere grasso è richiesto un deficit calorico. Un individuo con molta massa muscolare magra andrà a pesare dunque di più dato che il muscolo magro è denso e porta il peso dietro di sé. Tuttavia, se si vuole perdere massa grassa e aumentare la corporatura con dei muscoli potrebbe essere un vantaggio enorme.

Con l'attività fisica si riesce a mantenere alta la dispersione calorica anche dopo che sono passate ore dall'allenamento o dal fitness. In altre parole, il training fisico serve a controllare il peso corporeo. Producendo una maggiore dispersione calorica potremmo bruciare più velocemente le calorie. Oltre a ciò, dopo aver mangiato e digerito i pasti si favorisce la produzione di calore extra ("termogenesi del pasto"). Chi svolge attività fisica regolarmente avrà un aumento della combustione dei grassi di deposito e otterrà una perdita di peso.

Qualunque sia il vostro obiettivo è fondamentale prima di tutto bruciare i chili di troppo scegliendo degli alimenti che includano tutti i nutrienti e le vitamine di cui abbiamo bisogno per mantenerci in salute, rimanendo dentro un range prestabilito di calorie.

Generalmente, le calorie vanno distribuite durante la colazione (300 calorie), il pranzo (400 calorie circa) e la cena (600 calorie circa). Due spuntini al giorno con un totale di 200 calorie circa.

Con una dieta da 1500 calorie ipocalorica si stima la perdita di circa 4.5 kg in un mese.

Come in ogni regime alimentare a basso contenuto calorico vanno eliminati gli zuccheri raffinati ed alcuni cibi particolarmente grassi. Questo tipo di dieta per dimagrire predilige il consumo di alimenti ricchi di fibre come le verdure, i legumi ed i cereali integrali, dato che migliorano il lavoro svolto dall'intestino, e riducono il gonfiore addominale.

Mangiare salutare dovrebbe comprendere un regime alimentare di questo tipo:

Colazione: yogurt magro (125 mm) tè, zucchero, e biscotti integrali (40 grammi).

Pranzo: piatto di pasta (70/80gr circa), meglio se integrale, condita con pomodoro fresco, un filo di olio e basilico accompagnato da una porzione di insalata prima e dopo. Cercando di privilegiare i carboidrati a pranzo, quindi, può andare bene anche un piatto di riso integrale con i piselli a cui far seguire una porzione di pomodori freschi ecc. In alternativa, una zuppa di legumi e un piatto di spinaci freschi conditi con poco olio. Anche i cereali sono una valida alternativa. Il farro condito con legumi e pomodorini può essere un piatto unico sano e gustoso.

Cena: un trancio di pesce spada al forno o un altro pesce con un contorno di verdure grigliate, condite con poco olio e un panino integrale (circa 40 gr) oppure il branzino al forno con un contorno di broccoli al vapore. Come altra opzione, un hamburger di tacchino o pollo con un contorno di fagiolini conditi con olio e capperi, sempre accompagnati da un panino integrale. Oppure le uova al tegamino insieme a una porzione di zucchine al vapore e al pane. Un'altra idea potrebbe essere mangiare il prosciutto crudo magro (dai 100 gr in su) con delle verdure al forno (zucchine, peperoni e cipolle) e un panino. Alterna con la ricotta di capra un contorno a piacere accompagnato da un panino ai cereali. Un giorno a settimana può essere libero per mangiare una pizza o un dessert.

Esempio pratico di una dieta femminile:

Se una donna svolte attività fisica tre volte alla settimana e ha 5-10 chili da perdere, dovrà indicativamente seguire una dieta personalizzata come è indicato qui sotto. La dieta contiene 1600 calorie giornaliere (prendetela solo come uno spunto per capire come dovrebbe essere composta un'alimentazione sana).

Colazione: Una spremuta d'arancia o di pompelmo spremuta in casa;

Una tazza di latte di soia biologico o scremato e ad alta digeribilità;

Due/Tre fette biscottate senza zuccheri aggiunti e integrali con marmellata o miele; Frutta secca: un paio di mandorle e delle noci.

Pranzo: Un'abbondante insalata a foglia verde condita a piacere con altra verdura mista. Per esempio carote, mais, piselli, conditi con un cucchiaio d'olio extravergine di oliva, gomasio e succo di limone fresco. A seguire, una porzione di riso integrale biologico (70 gr o meno) accompagnato da una porzione di salmone di circa 100 gr e verdure cotte.

Cena: Un'insalata abbondante con: 2/3 cucchiai di frutti rossi, per esempio lamponi, more, mirtilli ribes ecc; un cucchiaio di formaggio vegetale o grana a scaglie; un cucchiaino di semi oleosi (semi di sesamo, di zucca, di girasole, di lino etc). Prediligi un cucchiaino d'olio extravergine d'oliva, succo di limone fresco e gomasio. Una porzione di orzo integrale biologico da 60-70 gr e delle lenticchie al pomodoro. Come contorno una porzione abbondante di verdura cotta

A metà mattina e pomeriggio 1 frutto come la mela, la pera o la banana.

Esempio di dieta maschile:

Se un uomo si allena quattro volte alla settimana per perdere quei 5-10 chili di troppo, e tonificare il proprio corpo, dovrebbe indicativamente seguire una dieta di 2200 calorie giornaliere distribuita nel seguente modo:

Colazione: Una spremuta d'arancia o di pompelmo spremuta in casa; una tazza di latte di soia biologico o scremato ad alta digeribilità (200 ml), in alternativa un caffè liscio; due/tre fette biscottate senza zuccheri aggiunti e integrali con marmellata o miele; frutta secca: un paio di mandorle e delle noci.

Pranzo: Un' abbondante insalata a foglia verde condita con un cucchiaio d'olio extravergine d'oliva e verdura mista cruda a piacere. A seguire una porzione di riso integrale biologico da 120- 130 gr oppure 70 g di riso allo zafferano o pasta aglio e olio; salmone da 190 gr e abbondante verdura cotta. Ancora, 70 gr di tacchino e zucchine lesse o grigliate.

Cena: Sempre un'abbondante insalata a foglia verde condita con uno o due cucchiai d'olio extravergine d'oliva, succo di limone fresco e gomasio. Una minestra di verdura con 30/40g di pasta e 2 uova e verdura cotta oppure 80 gr di certosa. Ancora, una porzione d'orzo integrale biologico da 130 gr, 110 g di carne di vitello ai ferri e 160 g di carciofi.

Per gli spuntini di metà mattina e pomeriggio: un frutto di stagione e/o uno yogurt bianco dolce o alla frutta.

I falsi miti sull'alimentazione da sfatare

In fatto di alimentazione ognuno può essere convinto che determinati cibi facciano più o meno bene. Il primo falso mito da sfatare è:

-   "L'ananas brucia i grassi". Assolutamente falso. Sicuramente nel frutto è presente una sostanza antinfiammatoria chiamata bromelina che favorisce la digestione, ma non è in alcun modo associata al dimagrimento. Va comunque bene mangiare l'ananas in quanto il frutto è ricco di acqua e contiene tanta fibra e altre vitamine;

-   Altro falso mito è credere che "Mangiare troppe uova aumenti il rischio di malattie cardiache": In realtà, le uova non aumentano i livelli di colesterolo cattivo nel sangue. Normalmente un essere umano produce il colesterolo in modo autonomo e solo il 22% del colesterolo presente nel sangue deriva dalla dieta, il resto dal nostro metabolismo;

- "Le carote fanno abbronzare": non è vero perché il betacarotene non aiuta la stimolazione della produzione di melanina, la sostanza che favorisce l'abbronzatura, ma, semplicemente, se assunto in grosse quantità, conferisce alla pelle un colorito arancione. Dunque, non serve a nulla abbuffarsi di carote durante l'estate;

- "I grassi fanno ingrassare": la riduzione dei cibi grassi porta ad un aumento del consumo di carboidrati raffinati e di zuccheri aggiunti. In realtà, una dieta con la giusta percentuale di grassi sani, fa bene alla salute e fa perdere peso. Infatti, anche nella dieta mediterranea, ritenuta una delle migliori al mondo, si consumano grassi vegetali come l'olio di oliva e le noci ecc.

- "Le banane fanno ingrassare quindi è bene mangiarne solo una a settimana": Le banane contengono in media 80 calorie di gran lunga una quantità minore rispetto alla maggior parte delle barrette dietetiche.

Le banane sono ricche di zuccheri, vitamine, sali minerali e potassio. Inoltre, le fibre contenute nelle banane portano dei benefici all'intestino. Dunque, sono un'ottima fonte di energia;

- "Esiste una differenza tra lo zucchero bianco e lo zucchero di canna": l'unica vera differenza è la pianta di provenienza. Lo zucchero di canna proviene dalla canna da zucchero dei paesi tropicali, mentre lo zucchero bianco deriva dalla barbabietola di paesi più temperati. Entrambi contengono lo stesso numero di calorie (circa 400 Kcal per 100 grammi);

- "Il cioccolato fa venire i brufoli": Secondo alcune ricerche le vere cause dell'acne sono un accumulo di cellule morte all'interno dei pori, stress o un eccesso di sebo sulla pelle e una proliferazione di batteri. Quindi non è un detto veritiero;

- "Digiunare o saltare il pasto fa dimagrire": è vero il contrario. Con una dieta ad intermittenza si rischia l'abbassamento del metabolismo basale arrivando molto affamati ai pasti. In quei casi, si arriva a mangiare troppo e il processo digestivo è rallentato. È preferibile aggiungere 2 spuntini giornalieri: uno al mattino e uno a metà pomeriggio. Lo stesso vale se si salta la colazione. È molto sbagliato perché la prima colazione è il pasto principale in cui vengono assunte le energie necessarie ad affrontare la giornata.

- "Gli agrumi contengono più vitamina C": falso. La vitamina C è contenuta nei limoni, nelle arance e nei mandarini e gli agrumi hanno sicuramente innumerevoli proprietà nutrizionali, ma i ribes, i kiwi e i peperoni sono sicuramente gli alimenti più ricchi di vitamina C;

- Altro falso mito è "il bisogno di allenarsi tutti i giorni in palestra per dimagrire oppure per avere un corpo tonico bisogna seguire una dieta iperproteica": per avere un corpo in forma e ben allenato è necessaria una sana e corretta alimentazione e non occorre assumere molti integratori. Se un individuo si allena due o tre volte a settimana con l'obiettivo di avere un corpo tonico, e segue un'alimentazione sana e bilanciata, non ha bisogno di integratori. Inoltre, farne abuso produrrà il risultato opposto: le prestazioni diminuiranno e il rischio di incorrere in danni seri alla salute è maggiore.

Il consiglio migliore è quello di mangiare sempre sano e prendersi cura del proprio corpo.

Capitolo Cinque

SCHEDE TRAINING PRONTE PER L'USO

Quando si svolge il workout a casa bisogna verificare che la propria postura sia corretta mentre si eseguono i vari esercizi, anche per cercare di ridurre al minimo la possibilità di infortuni. Oltre alla postura si deve regolare il numero di allenamenti settimanali. Ogni sport o attività fisica ha un diverso impatto sull'organismo: andare in bicicletta o correre è un tipo di attività che incide beneficamente, non solo sul cuore, ma anche sul tono muscolare e sulle gambe che lavorano secondo un tono eccentrico e concentrico diverso rispetto al ciclismo o ad altri sport. Inoltre ci sarà un diverso tipo di sforzo muscolare tra il vogare, il calisthenics e il cammino, anche se si tratta dei famosi diecimila passi consigliati dai medici. Qualunque attività fisica è benefica e piacevole per il corpo ma a volte non alleniamo la muscolatura nel modo corretto.

Per sviluppare la muscolatura e la forza, non serve allenarsi tutti i giorni, perché il fisico non ha il tempo per recuperare. Questa è una delle ragioni per cui l'allenamento da body-building è molto impegnativo per il corpo. Sarebbe meglio alternare un allenamento intenso con dei giorni di riposo. Se invece una persona va a camminare o correre in modo blando per brevi distanze, allora potrebbe anche esercitarsi tutti i giorni. Sarebbe meglio non sforzarsi con eccessivi esercizi fisici per più di 50 minuti al giorno. Col passare del tempo anche questo tipo di attività fisiche possono diventare logoranti e dannose. Lo stretching e il rilassamento si possono fare sempre. Che siate giovani, uomini, donne, adulti o anziani, la cosa migliore da fare è quella di non andare a sovraccaricare il corpo con eccessiva attività fisica. Una frequenza indicativa ideale di workout varia dalle 2-3 volte settimanali.

È il momento di stilare un programma di esercizi per i vari livelli: principiante, intermedio ed esperto.

Ricadono nella categoria di principianti quelli che voglio iniziare ad allenarsi o quelli che non hanno svolto nessuna attività fisica negli ultimi 2 anni. Gli intermedi sono invece coloro che non hanno il tempo ma qualche volta vanno a correre o amano camminare tranquillamente per esempio con il cane. Gli esperti sono coloro che vanno regolarmente a fare delle escursioni, camminano in montagna e si tengono sempre attivi durante il giorno e vogliono aumentare la loro prestazione fisica e potenziarsi ulteriormente.

Ogni esercizio delle schede deve essere eseguito iniziando dal rilassamento e dallo stretching come indicato nel capitolo uno. Successivamente, è preferibile procedere all'allenamento con altri 5 minuti di stretching con un bastone o il manico della scopa in questo modo:

- In piedi posiziona il bastone dietro la schiena appena sotto al collo;

- Mentre giri le spalle e il bacino a destra alza la gamba sinistra;

- Ritorna alla posizione di partenza;

- Ripeti l'esercizio dalla parte opposta (una volta a destra e un'altra a sinistra).

Principiante 1.A

Esercizio	Tempo
Rilassamento + Stretching	15 minuti
Jumping Jack	2 serie da 10 ripetizioni
Pausa	1 minuto
Addominali classici · In posizione supina piega le ginocchia e allunga le braccia in avanti; · Guarda in alto e mentre sollevi la parte superiore del corpo dal pavimento; · Ritorna lentamente in posizione di partenza.	2 serie da 10 ripetizioni
Pausa	35 secondi
Bridge	2 serie da 10 ripetizioni
Forbici in Aria	2 serie da 10 ripetizioni
Pausa	35 secondi
Plank	30 secondi
Allungamento e Torsione Gamba sinistra · Distenditi sul pavimento con le gambe allungate; · Solleva la gamba sinistra e utilizza la mano destra per spingere il ginocchio destro verso destra ma mantieni l'altro braccio allungato sul pavimento perpendicolare al corpo; · Mantieni la posizione; · Ripeti l'intero esercizio dall'altra parte con la gamba destra.	1 minuto per parte
Posizione del Cobra	30 secondi
Plank	30 secondi
Stretching	15-20 minuti

Da ripetere 2 volte alla settimana. Si passa al livello successivo dopo un mese circa.

Principiante 1.B

Esercizio	Tempo
Rilassamento + Stretching	15 minuti
Jumping Jack	3 serie da 10 ripetizioni
Pausa	1 minuto
Addominali classici	3 x 10
Squat	3 x 15
Bridge	2 x 10
Forbici in Aria	2 x 15
Pausa	35 secondi
Plank	35-50 secondi
Posizione del Cobra	2 x30
Crunch inverso · Mettiti in posizione supina con le anche piegate che formano un angolo di 90°, la schiena ben salda al pavimento e le ginocchia piegate con un angolo di circa 90°; · Sposta le ginocchia in direzione del busto, con una leggera flessione della zona lombare; · Controlla il movimento durante la salita e non fermarti prima di sollevare il tratto del torace; · Torna verso il pavimento abbassando pian piano le gambe con movimenti fluidi e controllati.	2x10
Stretching	15-20 minuti

Da ripetere 2 volte alla settimana. Si passa al livello successivo dopo un mese circa.

Intermedio 1.A

Esercizio	Tempo
Rilassamento + Stretching	15 minuti
Jumping Jack	3 x 10
Pausa	45 secondi
Addominali classici	3 x 10
Squat	3 x 15
Bridge	2 x 10
Forbici in Aria	2 x15
Pausa	40 secondi
Mountain Climbers	2 x15
Burpees	2 x 15
Allungamento per tricipiti · In piedi con le gambe leggermente divaricate; · Vai leggermente in avanti con il busto e fletti le ginocchia; · Solleva le spalle verso le orecchie e poi tirale giù e indietro; · Estendi il braccio destro fino al soffitto; · Piegando il gomito porta il palmo destro verso il centro della schiena, cercando di appoggiare il dito medio lungo la colonna vertebrale; · Con la mano sinistra spingi delicatamente il gomito verso il centro e poi verso il basso;	10x2
Plank	50-60 secondi
Stretching+ Rilassameto	15-20 minuti

Da ripetere 2/3 volte alla settimana. Si passa al livello successivo dopo un mese circa.

Intermedio 1.B

Esercizio	Tempo
Rilassamento + Stretching	15 minuti
Jumping Jack	3 x 12
Pausa	25 secondi
Addominali classici	3 x 15
Squat	3 x 20
Bridge	2 x 15
Plank	2 x15
Plank+ variante · Resta in posizione di Plank con le braccia tese; · Piega il braccio destro e appoggia il gomito a terra; · Poi fai lo stesso con il gomito sinistro; · Torna in posizione di Plank sui gomiti; · Appoggia una mano alla volta per terra e spingiti su per tornare in posizione di base; · Gli addominali rimangono sempre contratti.	2 x10
Pausa	40 secondi
Mountain Climbers	2 x15
Burpees	2 x 15
Air Squat · Posiziona i piedi alla larghezza delle spalle con le punte dei piedi parallele e direzionate in avanti per evitare stress articolare sulle ginocchia; · Mantieni la schiena dritta il più possibile e lo sguardo fisso in avanti; · Nella fase di discesa inspira, portando le braccia avanti e fletti anca e ginocchio abbassandoti in maniera fluida; · Spingi i piedi a terra cercando di sentire la pressione ben distribuita sulla pianta del piede; · Inspira in fase di discesa ed espira durante la risalita; · Durante tutto il movimento le braccia sono sempre tese in avanti o parallele al suolo mentre la testa e lo sguardo rimangono fissi.	2x10
Stretching	15-20 minuti

Da ripetere 2/3 volte alla settimana. Si passa al livello successivo ogni mese circa.

Esperto 1.A

Esercizio	Tempo
Rilassamento + Stretching	15 minuti
Jumping Jack	3 x 12
Pausa	25 secondi
Addominali classici	3 x 15
Squat	3 x 20
Bridge	2 x 15
Plank	2 x15
Plank+ variante	3 x10
Crunch Inverso	3x20
Pausa	40 secondi
Mountain Climbers	2 x15
Air Squat	2x15
Burpees	2 x 15
Allungamento per tricipiti	20x3
Stretching	15-20 minuti

Da ripetere 3/4 volte alla settimana. Si passa al livello successivo dopo un o due mesi circa.

Esperto 1.B

Esercizio	Tempo
Rilassamento + Stretching	15 minuti
Jumping Jack	3 x 20
Burpees	3 x 10
Addominali classici	3 x 15
Squat + Variante	3 x 20
· Esegui gli squat in piedi, con schiena diritta, addome ben contratto e gambe leggermente aperte alla stessa larghezza del bacino; · Piega le gambe e scendi col bacino, per poi risalire contraendo bene i glutei; · Quando scendi non inarcare la schiena ma porta le spalle in avanti; · Le ginocchia non devono convergere verso l'interno ma restare sulla linea dei piedi con le punte rivolte leggermente verso l'esterno; · Si eseguono gli affondi in piedi, con la testa e il busto ben diritti ed in linea con le gambe; · La gamba destra va in avanti (o indietro a seconda della tipologia di affondo), mentre la gamba sinistra è piegata e sfiora il pavimento; · Rimani in posizione per qualche secondo per ritornare poi in posizione di partenza; · Ripeti il movimento con l'altra gamba (in fase di discesa mantieni la giusta stabilità del bacino e della schiena, cercando di restare fermo).	
Bridge	3x15
Plank	2 x15
Air Squat	3x10
Pausa	30 secondi
Mountain Climbers	3x30
Crunch Inverso	3x15
Flessioni classiche	2x25
· Appoggia le punte dei piedi a terra, tenendole vicine o leggermente aperte per trovare l'equilibro; · Le mani sono a terra all'altezza del petto; · Scendi lentamente con il corpo verso terra, arrivando quasi a sfiorare il tappetino con il mento. La fase di discesa deve essere sempre più lenta possibile rispetto alla risalita; · Mantieni l'addome rigiro ed evita di inarcare la schiena.	
Allungamento per tricipiti	3x20

High Five · Sdraiati sulla schiena; · Solleva il bacino e il sedere; · Con la mano destra cerca di afferrare il piede sinistro come se volessi "battere il cinque"; · Ritorna in posizione base; · Esegui l'esercizio questa volta con la mano e il piede opposti.	3x20 con la mano destra e 3x20 con la mano sinistra
Stretching e recupero	15-20 minuti

Da ripetere 3/4 volte alla settimana.

Capitolo Sei

SCHEDE INTEGRATIVE E CIRCUITO FAI-DA-TE

I seguenti esercizi sono proposti per perfezionare la routine mensile di workout. È importante creare delle schede personalizzate in base alle proprie esigenze che possono variare da caso a caso. Puoi combinare o intensificare le schede precedenti con i seguenti esercizi in modo da variare ulteriormente il tuo training. Tutti gli esercizi potenzia la massa magra. Con una certa regolarità, dopo pochi mesi potrai vedere i primi risultati.

Roll Up:

-       Stenditi sul tappetino in posizione supina;

-       Cerca di mantenere le gambe tese e i piedi a martello;

- Serviti di una palla da appoggiare sulla pancia;

- Inspira quando sei in posizione seduta;

- Espirando solleva gradualmente la testa, il collo, le spalle e il busto avvolgendo la palla con le braccia;

- Ritorna in posizione iniziale tirandoti dietro la palla;

- Esegui 3x10 ripetizioni.

Ps: si può fare l'esercizio anche senza la palla. La difficoltà aumenta con l'uso della palla perché bisogna sempre cercare di mantenerla ferma durante l'intero esercizio.

Abduzione dell'anca con peso sulla coscia superiore:

- Sul tappetino posizionati su un fianco e piega leggermente la gamba in appoggio;

- Cerca di raddrizzare il più possibile l'altra gamba;

- Scendi lentamente verso il basso;

- Ripeti l'esercizio 3x 10 volte prima alzando la gamba destra e poi cambiando posizione usando questa volta la gamba sinistra.

Navasana (barca in sanscrito)

È un tipo di esercizio dello yoga per allenare gli addominali. Per eseguirlo si richiede una buona dose di forza e, soprattutto, di concentrazione sul respiro.

- Stenditi a terra con i glutei ben posizionati sul tappetino;
- Solleva le gambe unite e, allo stesso tempo, porta leggermente il busto all'indietro come per formare una "v" con il corpo;
- Porta le braccia dritte verso le gambe, i palmi della mano sono rivolti l'uno verso l'altro, per mantenere l'equilibrio;
- Il peso del corpo non deve ricadere sulla testa o sul collo, ma si deve mantenere in posizione neutra;

- Rimani in posizione per cinque respirazioni complete. Al termine di ciascuna sessione rilassati per qualche secondo e riprendi immediatamente la posizione;
- Ripeti 2x3 volte

Crunch Bicicletta

- Sdraiati a pancia in su e metti le mani dietro la testa;
- Porta le ginocchia in alto per formare un angolo di 45°;
- Simula il movimento della pedalata;
- Ripeti 3x15 ripetizioni.

Crunch diagonale in piedi:

- In piedi divarica le gambe in modo che siano più larghe delle spalle;
- Posiziona le mani dietro la testa;

- Solleva il piede sinistro e ruota la spalla destra toccando il ginocchio sinistro con il gomito destro;
- Ritorna alla posizione iniziale;
- Ripeti 4x10 volte in ambo i sensi.

Squat e Kick con gambe laterali:

- In posizione di squat, posiziona i piedi parallelamente e mantieni la schiena dritta e gli addominali contratti;
- Scendi con i glutei verso il pavimento spostando il peso su una gamba;
- Con l'altra gamba effettua un calcio laterale più in alto possibile;
- Torna in posizione di partenza;
- Esegui 3x15 con entrambe le gambe.

Squat e torsione

- In piedi divarica le gambe in modo da allargare il bacino, le punta delle dita dei piedi vanno rivolte verso l'esterno;

- Solleva i muscoli dell'inguine verso la testa;
- Inspira e abbassa i fianchi;
- Porta le mani sulle cosce;
- Sposta parte del peso corporeo sulle cosce controllando che le dita dei piedi siano in linea con le ginocchia;
- Inspirando premi all'indietro con una mano l'interno del ginocchio e ruota la spalla verso il basso;
- Lo sguardo è fisso in alto nella direzione opposta;
- Rimani in posizione per 2 lenti cicli respiratori;
- Espira e riporta le spalle al centro;
- Tornando in posizione, rilassa le gambe per un attimo;
- Ripeti dall'altra parte;
- Esegui l'esercizio per 2 volte in entrambe le direzioni.

Dips alla Sedia

Un esercizio utile per bicipiti e tricipiti. Solitamente quando ci si allena da casa si usa una panca o una sedia, basta che rimanga ferma e stabile.

- Mettiti di schiena alla sedia e appoggia le mani sul bordo della sedia in modo da formare un angolo di 90°;
- Allunga le gambe davanti a te;
- Fai scendere il bacino il più possibile mantenendo la posizione per qualche secondo;
- Rialzati usando la forza delle braccia;
- Ripeti l'esercizio 3x15 ripetizioni.

Affondo sulla coscia

- Mettiti in piedi e porta la gamba destra avanti, i talloni rimangono attaccati al pavimento in questo modo farete lavorare l'interno coscia e la gamba sinistra;
- Mantieni la pancia retratta e porta indietro le braccia cercando di allargare le scapole per aprire la schiena;

- Solleva le braccia sopra la testa;
- Il collo è allungato mentre le scapole sono basse, la schiena ti fa da sostegno;
- Rimanete in posizione per 40-45 secondi;
- Ripetete l'esercizio per 3 volte in entrambe le direzioni.

Affondo in torsione

- Assumi una posizione eretta tenendo la schiena dritta e i piedi poco aperti;
- Porta avanti la gamba destra di circa tre piccoli passi e scendi;
- Nella discesa tieni il ginocchio destro in linea con la caviglia e il ginocchio sinistro in linea con l'anca, fino a toccare col ginocchio sinistro quasi il pavimento e gira il busto di 90° verso destra;
- Torna alla posizione base;
- Riscendi in avanti con la gamba sinistra e ancora una volta gira il busto di 90° verso sinistra;

- Ripeti nuovamente alternando la gamba destra con la sinistra;
- Ripeti 3x 10 volte.

La posizione del Ponte

- Sdraiati sulla schiena e metti le braccia lungo i fianchi ma con i palmi rivolti verso il basso;
- Con le ginocchia piegate, appoggia i piedi sul pavimento, sotto le ginocchia e apri le gambe alla stessa larghezza dei fianchi;
- Con i piedi ben saldi sul pavimento, alza i fianchi e cerca di disegnare una linea dritta dalle ginocchia alle spalle;
- Contrai il sedere e tira indietro l'ombelico verso la colonna vertebrale;
- Sposta il peso del corpo sulle scapole e la parte alta della schiena ma senza tenere il carico dell'appoggio del corpo sul collo, (il ponte base si esegue anche restando in appoggio sulle dita dei piedi o sui talloni)

- Puoi mantenere la posizione del ponte base per 20/ 60 secondi oppure si possono portare su e giù le anche senza toccare il pavimento;
- Ripeti 3x 25/30 volte.

Salto laterale

- In posizione eretta porta tutto il peso sulla gamba destra;
- Tieni il ginocchio destro leggermente piegato e la gamba sinistra sollevata da terra;
- Salta di lato, atterrando sul piede opposto;
- Rimani in sospeso in quella posizione per qualche secondo;
- Salta puntando verso l'alto e ritorna indietro in posizione base caricando il peso sulla gamba sinistra questa volta;
- Ripeti l'esercizio per 3x10.

Stampa e crea il tuo circuito personalizzato

Numero esercizio	Tempo

La fase del Riposo

Nel primo capitolo abbiamo visto i principali esercizi per preparare adeguatamente il corpo prima dell'attività fisica. Tuttavia, anche il recupero ha un impatto fondamentale sull'allenamento e non va affatto sottovalutato. Il recupero a fine allenamento è una parte irrinunciabile dopo l'allenamento di routine. Il suo scopo consiste nel riparare i tessuti e reintegrare la forza fisica.

Quando si parla di workout, ci si concentra solo sulla prestazione atletica ignorando l'importanza della fase di ripristino delle risorse energetiche e organiche. Una semplice dimenticanza che, però, può compromettere seriamente salute e il miglioramento delle prestazioni. Il recupero dopo un allenamento permette di ristabilire le condizioni ottimali per affrontare nuovi carichi di lavoro.

I tempi di recupero variano da caso a caso anche in funzione dell'età, alla corporatura e all'intensità dell'allenamento. In ogni caso, non si deve mai andare a creare una situazione di ulteriore affaticamento.

Un muscolo per riposare ha bisogno di circa uno o due giorni. In questo l'asso di tempo può ricostruirsi evitando una rottura dei tessuti che lo compongono. Uno dei metodi maggiormente raccomandati è quello di assumere molti liquidi. Durante gli allenamenti si perdono molti liquidi anche se non c'è molta sudorazione. Idealmente dovrebbero essere recuperati al termine dell'esercizio. Bere tanta acqua migliora molte funzioni corporee. Infatti, l'acqua è il miglior supporto naturale data la sua funzione metabolica di trasferimento di elementi essenziali per il corpo. Tendenzialmente si dovrebbe bere almeno 2 litri di acqua al giorno. In aggiunta, è buona norma bere almeno un quarto di litro ogni 15-20 minuti circa durante una sessione di allenamento. Dopo l'attività fisica è consigliabile bere acqua a temperatura ambiente a piccoli sorsi ogni quarto d'ora. Attenzione perché bere troppo può essere rischioso perché provoca un eccesso di sodio nel sangue: l'ipernatriemia. Dei sintomi più comuni dell'ipernatriemia sono il gonfiore allo stomaco, nausea, crampi, dita gonfie e mal di testa.

Altre attività post-allenamento includono farsi un massaggio per favorire la circolazione e consentire il totale rilassamento del corpo. Inoltre, fare bagni freddi o alternare docce calde e fredde sono pratiche comuni tra gli atleti che vogliono recuperare tonicità più velocemente, sia per ridurre il dolore muscolare sia per prevenire gli infortuni a causa di debolezza muscolare. La teoria alla base dei bagni freddi sostiene che la ripetuta contrazione e dilatazione dei vasi sanguigni aiuta a rimuovere i prodotti di scarto nei tessuti. In ogni caso, impara ad ascoltare il corpo per un recupero più veloce. Il corpo lancia sempre dei segnali basta solo stare attenti a coglierli nel momento giusto. Nel caso ti sentissi spossato e non riuscissi ad allenarti accuratamente o hai un calo di energie, questo potrebbe significare che hai bisogno di tempo per recuperare le forze, quindi è utile fare una pausa per staccare per un po' dalla routine. Anche se talvolta si saltano delle sessioni di training non è poi così grave. La cosa importante è ascoltare la propria condizione fisica e non sottovalutarla.

Un antidoto contro lo stress: il respiro

Per sfruttare al massimo tutto il proprio potenziale bisogna riuscire a controllare il respiro prima, durante e dopo ogni allenamento. La respirazione è alla base di ogni reazione fisica e mentale ed aiuta a gestire lo stress affondando l'allenamento con lo stato d'animo giusto. Quando si inspira, si sente una sensazione rilassante pervadere tutto il corpo; mentre quando si espira, ogni tensione muscolare abbandona il corpo insieme all'aria che esce. Se siamo stressati, il nostro respiro è rapido e superficiale. A lungo andare ciò può causare problemi, nonché una stanchezza precoce.

Nei giorni in cui non si svolge attività fisica, è bene svolgere il seguente esercizio di respirazione. Ogni momento della giornata può andare bene per praticare la respirazione profonda: quando siete in pausa al lavoro; mentre aspettate il treno; quando siete in fila al supermercato o quando siete stesi a letto. Un consiglio utile è quello di ascoltare musica. Il ritmo della musica sincronizza il battito del cuore con il ritmo della respirazione e agevola un respiro calmo e rilassato.

- Immagina che i polmoni siano divisi in tre parti: una parte in basso, una centrale e una superiore. Chiudi gli occhi ed inspira immaginando di portare l'aria dalla parte bassa a quella alta dei polmoni. Espirando apri l'addome spingendo fuori il diaframma più in alto possibile;

- Ora inspira immaginando di riempire la parte centrale dei polmoni e porta l'espansione del torace e del petto alla loro capacità massima;

- Riempi con l'aria l'ultima parte del polmone, quella superiore. Espira alzando il petto e le spalle;

- Ripeti tutte e tre le fasi più e più volte con un movimento regolare, senza forzare per 4/5 settimane. Ricordati che ogni volta che espiri devi tirare in dentro l'addome in modo che tutta l'aria interna venga rimossa dai polmoni;

- Quando inspiri abbandona tutte le tensioni muscolari e i pensieri negativi in modo da sentirti completamente libero;

- Una volta abituato a questo esercizio è possibile espandere il programma passando da 3 a 40 respiri profondi ogni giorno.

La fisiologia nell'allenamento mentale

La fisiologia può aumentare il livello di energia dopo l'allenamento per entrare in uno stato mentale di massimo rendimento (o Peak performance). Per imparare l'uso di una corretta fisiologia siediti su una sedia, con le mani in grembo. Abbassa le spalle e guarda verso il basso. Successivamente, mettiti a sedere con le spalle dritte, la testa alta e guarda dritto davanti a te. Utilizzando correttamente la tua fisiologia sarà più facile gestire le emozioni, aumentare il livello di energia e concentrazione per trarne più benefici durante gli esercizi.

Le sette componenti della fisiologia per migliorare le prestazioni fisiche vengono usate anche nel Tae Kwon Do e nel Karate e sono:

- Postura: trasmetti sicurezza, forza o fiducia negli altri attraverso la postura che assumi. Per esempio la postura che assume un calciatore prima di tirare un calcio di rigore o il portiere prima che venga effettuato il tiro possono avere un impatto diverso sull'avversario;

- Sguardo: il cosiddetto sguardo della tigre come affermato da Silvester Stallone, nel film "Rocky". Usate gli occhi per rendere il vostro avversario nervoso. Fate in modo che il vostro sguardo dica all'avversario: "Ti ho in pugno", qualunque cosa stia accadendo in campo. .

- Le emozioni: liberati di qualunque sensazione negativa. L'attività fisica risulta più efficace se le emozioni che provate sono la passione, la gioia e l'entusiasmo. Non si può essere felici e piangersi addosso oppure sorridere o piangere allo stesso tempo. Con le emozioni positive riuscirete ad avere accesso alle migliori risorse e a raggiungere i vostri obiettivi in breve tempo. Gestisci le tue emozioni con l'allenamento mentale e riuscirai ad eliminare la rabbia, la paura, la delusione, la frustrazione e i piagnistei, sostituendoli con emozioni positive.

- Respirazione: la corretta respirazione aumenta il livello di energia. La respirazione è legata alla frequenza cardiaca e al ritmo del respiro. Mantenendo la frequenza cardiaca entro un certo intervallo di tempo regolare si può aumentare il proprio livello energetico. Sia il corpo che la mente sonno connessi alla frequenza cardiaca.

- Nuovi rituali: Per attuare un cambiamento fisico si deve prima di tutto uscire dalla zona di comfort, cioè dove ci sentiamo a nostro agio. Create delle nuove abitudini come per esempio fare gli esercizi regolarmente ogni settimana senza trovare delle scuse seguendo un programma bene stabilito. La costanza nei nuovi rituali può contribuire a costruire una zona di comfort e ad ottenere prestazioni ottimali.

CONCLUSIONE

Secondo lo studio condotto nel 2001 dal British Journal of Sports Medicine praticare sport o fare ginnastica rappresenta una potente arma antidepressiva. Altri numerosi esperimenti e studi più recenti hanno confermato una significativa riduzione di stress o depressione nei soggetti che negli ultimi 3 mesi hanno praticato una regolare attività fisica. Oggigiorno, questi e altri benefici dell'attività fisica nel trattamento della depressione non sono più soltanto una teoria ma una certezza: tonificare il corpo può allungare la qualità della vita. Specialmente grazie alla produzione e al rilascio di endorfine da parte del cervello. Una ricerca durata 15 anni e pubblicata sull'American Journal of Epidemiology (AJE) ha dimostrato l'esistenza di una relazione di lungo periodo tra l'attività fisica e la felicità: praticando attività fisica diventiamo più gioiosi. Un altro beneficio è l'aumento del dispendio energetico e quindi del metabolismo. Eseguire degli esercizi di routine porta a seguire un regime dietetico più equilibrato e di conseguenza si è più propensi a continuare questo stile di vita sano. Il circolo benefico che si verrà a creare renderà facile e naturale eliminare molte delle vecchie cattive abitudine.

In questo libro sono state presentate una serie di esercizi di workout che servono per mantenersi in forma e migliorare sé stessi. Per eseguirli è importante partire da un training mentale. Mentre ci si allena la nostra mente deve essere libera, sgombera di preoccupazioni o ansie inutile. Nella maggior parte del tempo non è il corpo ad esaurire le energie o a sentirsi pesante, bensì la testa. Perciò, prima ancora del fisico bisogna imparare ad allenare la forza di volontà; imparare a non arrendersi alla prima difficoltà sarà di aiuto in ogni aspetto della vita.

Gli atleti migliori hanno un immagine interna di sé stessi durante una gara o competizione e cercano di tenere fuori dalla loro testa tutti i pensieri contaminati che possono andare male. Spostano invece la loro attenzione su tutte le cose positive che possono accadere. È molto più facile allearsi quando tutti i pensieri negativi sono là fuori e non possono influenzarci. La differenza principale tra una prestazione eccellente e una mediocre risiede nella chiarezza e nella capacità di visualizzare l'obiettivo e di arrivarci. Mentre il corpo umano ha i suoi limiti naturali, il potenziale della mente è illimitato. Partendo da questo sarete pronti non sono fisicamente ma anche mentalmente.

Se il libro ti è piaciuto potresti lasciarmi una recensione positiva, scansionando questo QR code o cliccando qui!

/

Lightning Source UK Ltd.
Milton Keynes UK
UKHW022001020421
381458UK00003B/150